AF363819

TABLE

POUR LA

REVIVIFICATION

DES NOYÉS,

PAR LE Dr POUCHET

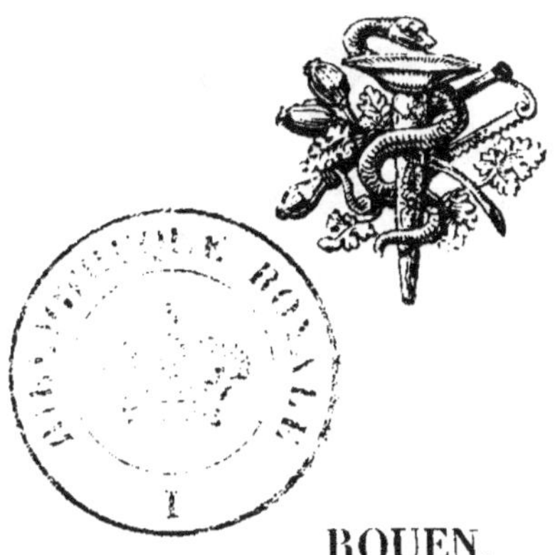

ROUEN.

IMPRIMERIE DE L.-S. LEFEVRE,

SUCCESSEUR DE F. BAUDRY,

20, RUE DES CARMES.

1840.

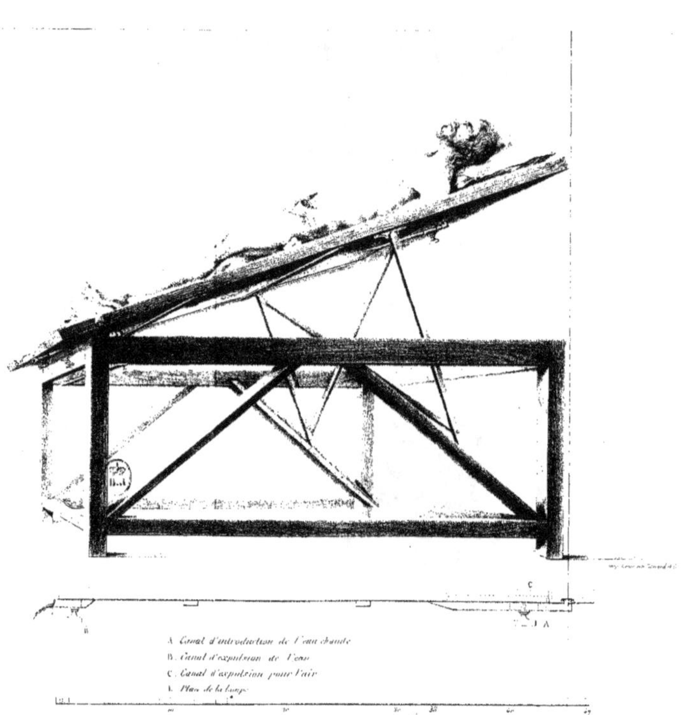

A. Canal d'introduction de l'eau chaude
B. Canal d'expulsion de l'eau
C. Canal d'expulsion pour l'air
D. Plan de la lampe
Titre du moteur
F. Brunner et cie
Ch. Fonrobert lith a Paris

TABLE

POUR LA

REVIVIFICATION

DES NOYÉS,

PAR LE Dr POUCHET

TABLE

POUR

LA REVIVIFICATION

DES NOYÉS.

L'application du calorique a une si manifeste
puissance pour la revivification des noyés, que
les médecins l'ont toujours considérée comme le
premier et le plus énergique des moyens à em-
ployer, et aucune objection ne s'est jamais élevée
contre cette pressante indication.

Si l'on y réfléchit, cependant, on trouvera que,
de la manière dont le service est actuellement orga-
nisé, cet agent énergique est rarement à la disposition des secouristes. On ne peut guère compter
sur la température atmosphérique, parce que les
accidents arrivent aussi bien en hiver qu'en été, et
même, dans cette dernière saison, ils se présen

tent souvent à des heures de la journée où l'air est beaucoup trop froid.

Dans la plupart des cas, lorsque l'on retire un noyé de l'eau, il est transporté dans un corps-de-garde, ou chez quelque particulier. Dans le premier lieu, il règne, il est vrai, une température salutaire, mais, malheureusement, l'air y est complétement méphytisé, et, par cela même, plutôt funeste qu'utile au malade. Chez un particulier, il est rare que l'on trouve immédiatement le moyen d'échauffer le lieu où le noyé est déposé. Si jamais il est permis de pouvoir administrer la chaleur avec efficacité, ce sera quand, comme cela existe chez nos voisins, on aura érigé des locaux spéciaux disposés pour s'échauffer instantanément, et qui seront pourvus d'appareils pour propager le calorique.

Les principaux moyens préconisés pour réchauffer les noyés, sont l'application de vessies remplies d'eau, de fers à repasser, de la bassinoire, de l'appareil de Chaussier, de cuirasses creuses, et enfin l'usage de l'appareil de la ville de Hambourg.

Tous ces moyens sont extrêmement défectueux, selon nous.

Les vessies, ainsi que l'a reconnu le docteur Marc, présentent de grands inconvénients, parce qu'elles sont attaquées promptement par les vers, et que l'eau, en s'échappant, se répand sur l'asphyxié.

En outre, il est impossible, par leur emploi, de réchauffer les parties postérieures du tronc, et elles ne peuvent agir que sur une surface fort peu étendue.

Les fers à repasser et la bassinoire offrent aussi ces derniers inconvénients, quoiqu'ils soient d'une utilité réelle; leur action n'étant pas continue sur la même place, ils n'échauffent jamais qu'une petite partie du corps à-la-fois, qui, après qu'elle a subi leur influence, se refroidit promptement, et, d'ailleurs, à moins de retourner l'asphyxié et de le tenir dans une position gênante, on ne peut pas les appliquer à la région postérieure du corps.

L'espèce de bain de vapeur proposé par Chaussier pour réchauffer le malade, est extrêmement difficile à appliquer, soit parce qu'on ne possède pas les appareils nécessaires, soit parce qu'on ne peut pas être assez maître de la température, et que bientôt elle dépasse la normale salutaire, et devient nuisible en accélérant trop la circulation et la respiration; d'ailleurs, les nombreuses couvertures dont il faut recouvrir le malade, quand on emploie ce moyen, pèsent sur sa poitrine, et, en comprimant les organes qu'elle contient, ralentissent le rétablissement de leurs fonctions. En outre, comme M. Marc l'a reconnu, l'emploi du bain de vapeur gêne l'application des autres médications, ce qui lui fait préférer, avec beaucoup de raison, la chaleur sèche; selon nous, la vapeur nuit à la respiration cutanée, et doit être bannie sévèrement.

Les cuirasses creuses en étain ou en cuivre, que l'on remplit d'eau chaude, et que l'on place sur la poitrine et le ventre de l'asphyxié, ont le grave inconvénient, signalé par M. Marc, de gêner les mouvements d'inspiration, et, par cela même, de s'opposer au succès du traitement.

Reste à mentionner l'appareil à réchauffer, de la ville de Hambourg, proposé à la Société humaine de Londres par le mécanicien *Harvey*. Cet appareil est, en somme, une baignoire à double paroi que l'on remplit d'eau chaude, et au fond de laquelle on place le malade; il s'y réchauffe bien, il est vrai, et y éprouve l'action salutaire de la chaleur sèche. Mais, placé dans la profondeur de cet appareil où il est étroitement posé comme un cadavre dans son coffre, l'emploi de tous les moyens accessoires est paralysé; les frictions, les mouvements nécessaires pour rétablir la respiration, ne peuvent pas être employés avec persévérance; la situation du corps sur le fond de la baignoire n'est pas favorable, et la tête étant enfoncée dans cet appareil, il devient difficile d'administrer des médicaments au malade ou de passer des sondes dans sa bouche pour effectuer l'aspiration; puis il faut certainement, pour remplir cet appareil, une grande quantité d'eau, et, par cela même, un temps assez considérable se passe avant qu'on ait chauffé cette eau au degré qu'il est nécessaire qu'elle ait acquis pour être employée; enfin, les secousses que l'on fait éprouver au noyé pour le placer dans l'appareil de la ville de Hambourg et l'en extraire, doivent être défavorables à son rétablissement.

Ces considérations nous ont donné l'idée de faire construire une table mobile, renfermant dans son milieu un réservoir en cuivre étamé occupant juste l'espace représenté par la surface du corps, et pouvant, en un temps fort court, réchauffer d'une manière continue toute la partie postérieure du noyé, c'est-à-dire celle contre laquelle il est presque impossible d'agir par les moyens proposés. Voici les avantages que cette table mobile nous paraît offrir sur les appareils que nous venons de citer; elle permet,

1° D'agir sur toute la partie postérieure du corps, région que, par les procédés que nous avons à notre disposition, il est impossible de réchauffer d'une manière constante, excepté avec l'appareil de Hambourg;

2° D'incliner à volonté et sans secousses le corps du noyé;

3° De mettre la tête et le corps de l'asphyxié exactement à la hauteur qui convient au médecin

pour pratiquer l'aspiration, la respiration artifi-
cielle ou les autres secours, condition fonda-
mentale à cause de la durée de ceux-ci, et de la
lassitude que les assistants peuvent éprouver en
les administrant;

4° De ne demander que fort peu d'eau chaude,
moins d'un pied cube (1080 pouces environ), et,
par conséquent, d'offrir des secours plus rapides;

5° De ne point échauffer la tête, et par conséquent de ne point y augmenter la congestion du
sang, qui s'y manifeste si souvent;

6° De pouvoir, en inclinant beaucoup la table,
faire subir à la partie antérieure du corps l'action
du feu d'une cheminée, si on le juge convenable;

7° Par la disposition inclinée de la table, de
rapprocher le corps le plus possible de la perpen-
diculaire, et de diminuer par cette position l'afflux
du sang vers le cerveau ;

8° De procurer une chaleur qu'il est facile de
graduer à volonté, à l'aide du thermomètre an-
nexé au bassin qui contient l'eau ;

9° Enfin, cet appareil a l'avantage de pouvoir
se tenir constamment chaud à l'aide d'une lampe
posée au-dessous.

Comme pour échauffer moins d'un pied cube
d'eau au degré convenable pour ranimer le noyé
il faut un bien moindre volume d'eau bouillante,
à l'aide d'un appareil fort simple on peut faire ac-

quérir au réservoir de la table la température
nécessaire pour soigner l'asphyxié en moins de
temps qu'il n'en faut pour le déshabiller. Cet
appareil consiste en un vase de fer-blanc suspendu
au-dessus d'un plat en cuivre dans lequel brûle de
l'essence de térébenthine ; en un temps fort court,
l'eau contenue dans le vase entouré de toute part
par la flamme est bientôt en ébullition.

Nous ne pensons pas qu'une invention aussi
simple puisse mériter aucun éloge à son auteur.
Mais comme nous la considérons comme pouvant
être fort utile pour secourir les noyés , nous avons
vu avec plaisir qu'elle ait obtenu l'assentiment des
personnes auxquelles nous l'avons communiquée.
Nous avons été heureux , en particulier, d'obtenir
celle du docteur Marc , médecin du Roi , dont les
savants travaux ont jeté de si vives lumières sur l'art
de soigner les asphyxiés. Voici la lettre qu'il nous
a écrite à ce sujet.

*A M. le docteur Pouchet , inspecteur du service des noyés et
des asphyxiés du département de la Seine-Inférieure.*

Paris, le 19 juin 1839.

« Monsieur et très-honoré confrère, j'ai reçu
l'extrait du rapport sur le service des noyés et
asphyxiés dans le département de la Seine-Infé-

rieure, et que vous avez adressé, l'an passé, à M. le Préfet de ce département. Je vous prie d'agréer mes remercîments très-sincères de cette communication fort intéressante.

» J'ai examiné avec attention la table de secours dont vous m'avez fait parvenir le modèle. Cette invention, quoique simple, n'en est pas moins importante, et mérite la préférence sur d'autres inventions analogues :

» 1° Parce que, par sa disposition, elle permet de donner au corps de l'asphyxié toutes les inclinaisons et autres positions que le service des secours pourra exiger ;

» 2° Parce qu'elle donne toute la facilité désirable d'approcher du corps et de lui appliquer immédiatement tous les secours jugés nécessaires ;

» 3° Parce que, surtout, elle offre un moyen puissant de réchauffer la partie postérieure du corps, particulièrement les nerfs rachidiens, et que ce résultat peut s'obtenir facilement avec *une très-petite quantité d'eau chaude* (à peine un pied cube), tandis que, dans les autres appareils, il en faut une quantité beaucoup plus considérable, et que, d'ailleurs, ils empêchent, par leurs parois verticales, d'appliquer aussi aisément qu'avec le vôtre les autres secours externes.

» Je trouve donc votre appareil tellement convenable et si bien approprié à sa destination, que je me propose de le faire adopter pour Paris, dès que les circonstances nous permettront d'établir des locaux spéciaux et exclusifs pour les secours aux noyés et asphyxiés.

» Veuillez agréer, etc.

» MARC. »

La société humaine qui vient récemment de se créer à Dieppe, et dont la sollicitude pour le service des noyés a déjà obtenu quelques succès, a bien voulu, dans une de ses dernières séances, donner sa sanction à notre table de revivification, après un mûr examen de celle-ci, et sur le rapport d'une commission présidée par M. Riolle, médecin, directeur de cette société.

Je dois ajouter qu'aussitôt que M. le baron Dupont-Delporte, préfet de la Seine-Inférieure, connut le plan et la destination de cette table, il mit à ma disposition les fonds nécessaires pour l'exécution de plusieurs modèles, afin qu'on pût mieux apprécier ses avantages : c'est un témoignage que je me plais à rendre au zèle éclairé de ce magistrat, qui s'occupe activement de tout ce qui peut contribuer à la sécurité publique, et qui a communiqué au service des noyés une activité sans exemple avant son administration.

Rouen. Imp. de I.-S. LEFEVRE, successeur de F. BAUDRY, 20, rue des Carmes.